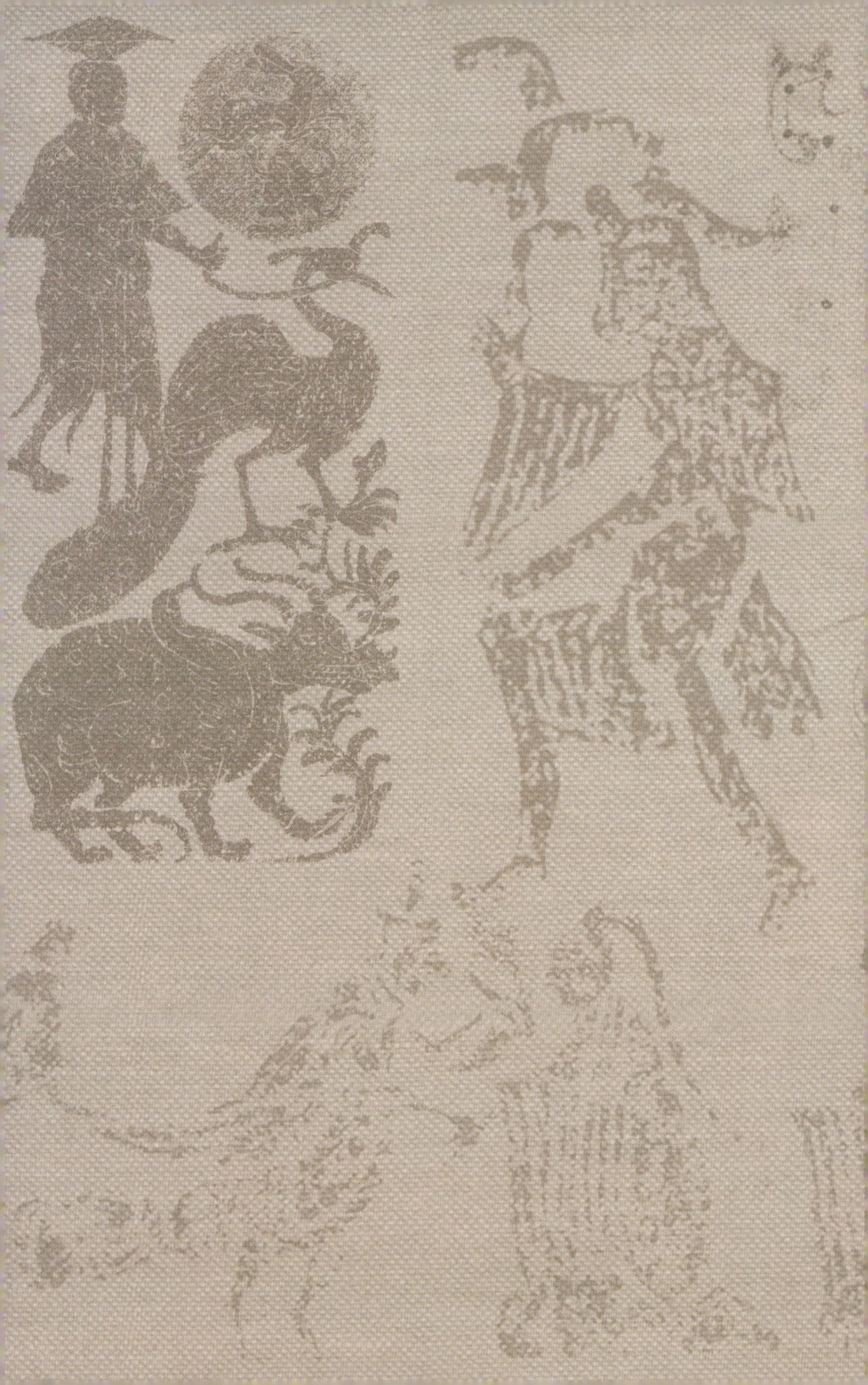

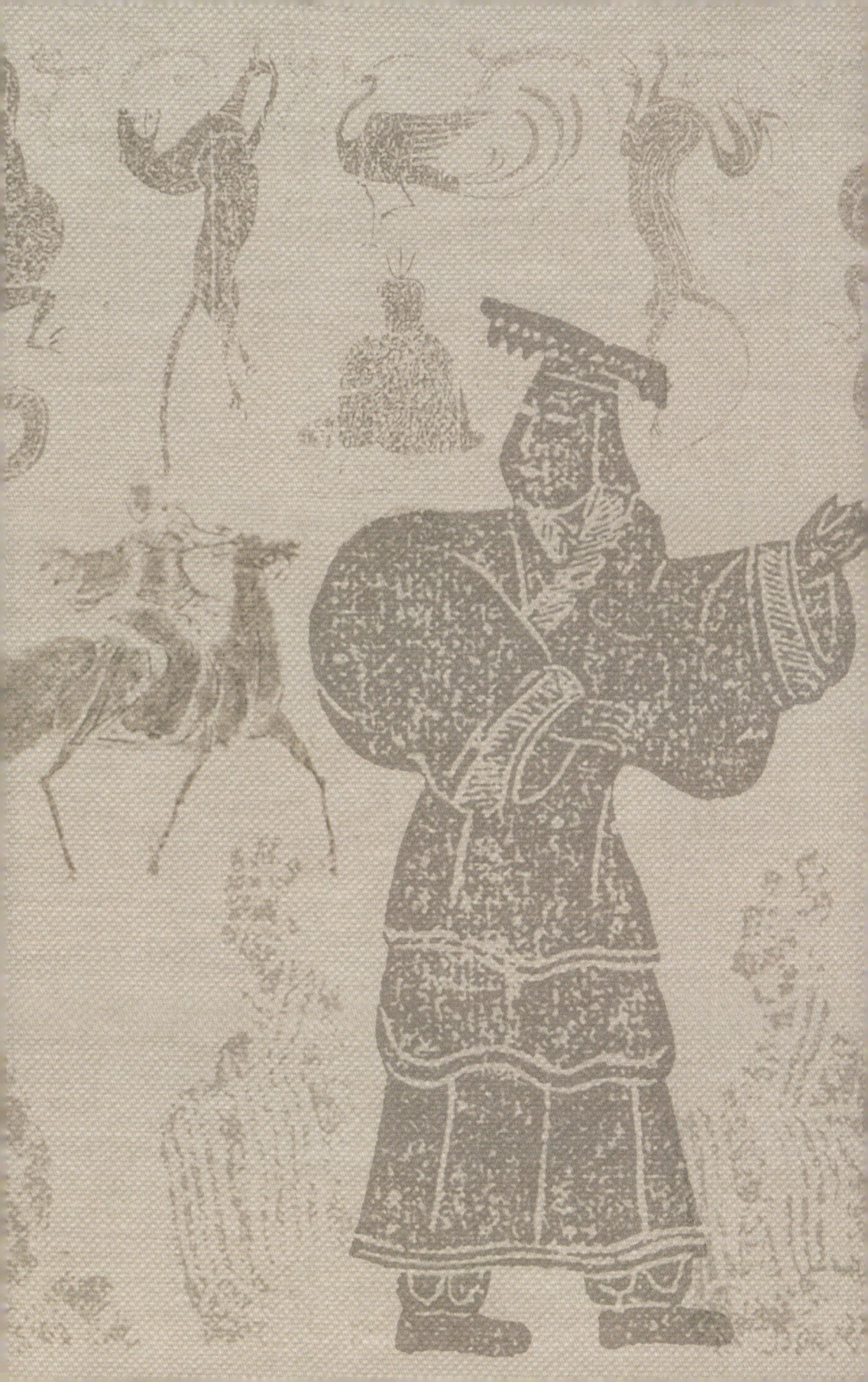

中国古医籍整理丛书

脉 镜 须 知

清·梅江村 著

曾 莉 刘 洪 校注

中国中医药出版社

·北 京·

图书在版编目（CIP）数据

脉镜须知/（清）梅江村著；曾莉，刘洪校注 . —北京：中国中医药出版社，2015.12（2025.1 重印）

（中国古医籍整理丛书）

ISBN 978 - 7 - 5132 - 3009 - 4

Ⅰ.①脉…　Ⅱ.①梅…　②曾…　③刘…　Ⅲ.①脉诊 - 中国 - 清代　Ⅳ.①R241.2

中国版本图书馆 CIP 数据核字（2015）第 298484 号

中 国 中 医 药 出 版 社 出 版

北京经济技术开发区科创十三街31号院二区8号楼

邮政编码　100176

传真　010 64405721

北京盛通印刷股份有限公司印刷

各地新华书店经销

*

开本 710×1000　1/16　印张 4.25　字数 16 千字

2015 年 12 月第 1 版　2025 年 1 月第 4 次印刷

书　号　ISBN 978 - 7 - 5132 - 3009 - 4

*

定价　15.00 元

网址　www. cptcm. com

国家中医药管理局
中医药古籍保护与利用能力建设项目
组织工作委员会

主 任 委 员 王国强

副 主 任 委 员 王志勇　李大宁

执 行 主 任 委 员 曹洪欣　苏钢强　王国辰　欧阳兵

执行副主任委员 李　昱　武　东　李秀明　张成博

委　　　　员

各省市项目组分管领导和主要专家

　　（山东省）武继彪　欧阳兵　张成博　贾青顺

　　（江苏省）吴勉华　周仲瑛　段金廒　胡　烈

　　（上海市）张怀琼　季　光　严世芸　段逸山

　　（福建省）阮诗玮　陈立典　李灿东　纪立金

　　（浙江省）徐伟伟　范永升　柴可群　盛增秀

　　（陕西省）黄立勋　呼　燕　魏少阳　苏荣彪

　　（河南省）夏祖昌　刘文第　韩新峰　许敬生

　　（辽宁省）杨关林　康廷国　石　岩　李德新

　　（四川省）杨殿兴　梁繁荣　余曙光　张　毅

各项目组负责人

　　王振国（山东省）　王旭东（江苏省）　张如青（上海市）

　　李灿东（福建省）　陈勇毅（浙江省）　焦振廉（陕西省）

　　蔡永敏（河南省）　鞠宝兆（辽宁省）　和中浚（四川省）

前 言

中医药古籍是传承中华优秀文化的重要载体，也是中医学传承数千年的知识宝库，凝聚着中华民族特有的精神价值、思维方法、生命理论和医疗经验，不仅对于传承中医学术具有重要的历史价值，更是现代中医药科技创新和学术进步的源头和根基。保护和利用好中医药古籍，是弘扬中国优秀传统文化、传承中医学术的必由之路，事关中医药事业发展全局。

1949 年以来，在政府的大力支持和推动下，开展了系统的中医药古籍整理研究。1958 年，国务院科学规划委员会古籍整理出版规划小组在北京成立，负责指导全国的古籍整理出版工作。1982 年，国务院古籍整理出版规划小组召开全国古籍整理出版规划会议，制定了《古籍整理出版规划（1982—1990）》，卫生部先后下达了两批 200 余种中医古籍整理任务，掀起了中医古籍整理研究的新高潮，对中医文化与学术的弘扬、传承和发展，发挥了极其重要的作用，产生了不可估量的深远影响。

2007 年《国务院办公厅关于进一步加强古籍保护工作的意见》明确提出进一步加强古籍整理、出版和研究利用，以及

"保护为主、抢救第一、合理利用、加强管理"的方针。2009年《国务院关于扶持和促进中医药事业发展的若干意见》指出，要"开展中医药古籍普查登记，建立综合信息数据库和珍贵古籍名录，加强整理、出版、研究和利用"。《中医药创新发展规划纲要（2006—2020）》强调继承与创新并重，推动中医药传承与创新发展。

2003～2010年，国家财政多次立项支持中国中医科学院开展针对性中医药古籍抢救保护工作，在中国中医科学院图书馆设立全国唯一的行业古籍保护中心，影印抢救濒危珍本、孤本中医古籍1640余种；整理发布《中国中医古籍总目》；遴选351种孤本收入《中医古籍孤本大全》影印出版；开展了海外中医古籍目录调研和孤本回归工作，收集了11个国家和2个地区137个图书馆的240余种书目，基本摸清流失海外的中医古籍现状，确定国内失传的中医药古籍共有220种，复制出版海外所藏中医药古籍133种。2010年，国家财政部、国家中医药管理局设立"中医药古籍保护与利用能力建设项目"，资助整理400余种中医药古籍，并着眼于加强中医药古籍保护和研究机构建设，培养中医古籍整理研究的后备人才，全面提高中医药古籍保护与利用能力。

在此，国家中医药管理局成立了中医药古籍保护和利用专家组和项目办公室，专家组负责项目指导、咨询、质量把关，项目办公室负责实施过程的统筹协调。专家组成员对古籍整理研究具有丰富的经验，有的专家从事古籍整理研究长达70余年，深知中医药古籍整理研究的重要性、艰巨性与复杂性，履行职责认真务实。专家组从书目确定、版本选择、点校、注释等各方面，为项目实施提供了强有力的专业指导。老一辈专家的学术水平和智慧，是项目成功的重要保证。项目承担单位山东中医药大学、南京中医药大学、上海中医药大学、福建中医药大学、浙江省中医药研究院、陕西省中医药研究院、河南省中医药研究院、辽宁中医药大学、成都中医药大学及所在省市中医药管理部门精心组织，充分发挥区域间互补协作的优势，并得到承担项目出版工作的中国中医药出版社大力配合，全面推进中医药古籍保护与利用网络体系的构建和人才队伍建设，使一批有志于中医学术传承与古籍整理工作的人才凝聚在一起，研究队伍日益壮大，研究水平不断提高。

本着"抢救、保护、发掘、利用"的理念，该项目重点选择近60年未曾出版的重要古医籍，综合考虑所选古籍的保护价值、学术价值和实用价值。400余种中医药古籍涵盖了医经、基础理论、诊法、伤寒金匮、温病、本草、方书、内科、外科、女科、儿科、伤科、眼科、咽喉口齿、针灸推拿、养生、医案医话医论、医史、临证综合等门类，跨越唐、宋、金元、明以迄清末。全部古籍均按照项目办公室组织完成的行业标准《中医古籍整理规范》及《中医药古籍整理细则》进行整理校注，绝大多数中医药古籍是第一次校注出版，一批孤本、稿本、抄本更是首次整理面世。对一些重要学术问题的研究成果，则集中收录于各书的"校注说明"或"校注后记"中。

"既出书又出人"是本项目追求的目标。近年来，中医药古籍整理工作形势严峻，老一辈逐渐退出，新一代普遍存在整理研究古籍的经验不足、专业思想不坚定等问题，使中医古籍整理面临人才流失严重、青黄不接的局面。通过本项目实施，搭建平台，完善机制，培养队伍，提升能力，经过近5年的建设，锻炼了一批优秀人才，老中青三代齐聚一堂，有效地稳定了研究队伍，为中医药古籍整理工作的开展和中医文化与学术的传承提供必备的知识和人才储备。

本项目的实施与《中国古医籍整理丛书》的出版，对于加强中医药古籍文献研究队伍建设、建立古籍研究平台，提高古籍整理水平均具有积极的推动作用，对弘扬我国优秀传统文化，推进中医药继承创新，进一步发挥中医药服务民众的养生保健与防病治病作用将产生深远影响。

第九届、第十届全国人大常委会副委员长许嘉璐先生，国家卫生计生委副主任、国家中医药管理局局长、中华中医药学会会长王国强先生，我国著名医史文献专家、中国中医科学院马继兴先生在百忙之中为丛书作序，我们深表敬意和感谢。

由于参与校注整理工作的人员较多，水平不一，诸多方面尚未臻完善，希望专家、读者不吝赐教。

国家中医药管理局中医药古籍保护与利用能力建设项目办公室

二〇一四年十二月

许 序

"中医"之名立，迄今不逾百年，所以冠以"中"字者，以别于"洋"与"西"也。慎思之，明辨之，斯名之出，无奈耳，或亦时人不甘泯没而特标其犹在之举也。

前此，祖传医术（今世方称为"学"）绵延数千载，救民无数；华夏屡遭时疫，皆仰之以度困厄。中华民族之未如印第安遭染殖民者所携疾病而族灭者，中医之功也。

医兴则国兴，国强则医强。百年运衰，岂但国土肢解，五千年文明亦不得全，非遭泯灭，即蒙冤扭曲。西方医学以其捷便速效，始则为传教之利器，继则以"科学"之冕畅行于中华。中医虽为内外所夹击，斥之为蒙昧，为伪医，然四亿同胞衣食不保，得获西医之益者甚寡，中医犹为人民之所赖。虽然，中国医学日益陵替，乃不可免，势使之然也。呜呼！覆巢之下安有完卵？

嗣后，国家新生，中医旋即得以重振，与西医并举，探寻结合之路。今也，中华诸多文化，自民俗、礼仪、工艺、戏曲、历史、文学，以至伦理、信仰，皆渐复起，中国医学之兴乃属必然。

迄今中医犹为国家医疗系统之辅，城市尤甚。何哉？盖一则西医赖声、光、电技术而于20世纪发展极速，中医则难见其进。二则国人惊羡西医之"立竿见影"，遂以为其事事胜于中医。然西医已自觉将入绝境：其若干医法正负效应相若，甚或负远逾于正；研究医理者，渐知人乃一整体，心、身非如中世纪所认定为二对立物，且人体亦非宇宙之中心，仅为其一小单位，与宇宙万象万物息息相关。认识至此，其已向中国医学之理念"靠拢"矣，虽彼未必知中国医学何如也。唯其不知中国医理何如，纯由其实践而有所悟，益以证中国之认识人体不为伪，亦不为玄虚。然国人知此趋向者，几人？

国医欲再现宋明清高峰，成国中主流医学，则一须继承，一须创新。继承则必深研原典，激清汰浊，复吸纳西医及我藏、蒙、维、回、苗、彝诸民族医术之精华；创新之道，在于今之科技，既用其器，亦参照其道，反思己之医理，审问之，笃行之，深化之，普及之，于普及中认知人体及环境古今之异，以建成当代国医理论。欲达于斯境，或需百年欤？予恐西医既已醒悟，若加力吸收中医精粹，促中医西医深度结合，形成21世纪之新医学，届时"制高点"将在何方？国人于此转折之机，能不忧虑而奋力乎？

予所谓深研之原典，非指一二习见之书、千古权威之作；就医界整体言之，所传所承自应为医籍之全部。盖后世名医所著，乃其秉诸前人所述，总结终生行医用药经验所得，自当已成今世、后世之要籍。

盛世修典，信然。盖典籍得修，方可言传言承。虽前此50余载已启医籍整理、出版之役，惜旋即中辍。阅20载再兴整理、出版之潮，世所罕见之要籍千余部陆续问世，洋洋大观。

今复有"中医药古籍保护与利用能力建设"之工程，集九省市专家，历经五载，董理出版自唐迄清医籍，都400余种，凡中医之基础医理、伤寒、温病及各科诊治、医案医话、推拿本草，俱涵盖之。

噫！璐既知此，能不胜其悦乎？汇集刻印医籍，自古有之，然孰与今世之盛且精也！自今而后，中国医家及患者，得览斯典，当于前人益敬而畏之矣。中华民族之屡经灾难而益蕃，乃至未来之永续，端赖之也，自今以往岂可不后出转精乎？典籍既蜂出矣，余则有望于来者。

谨序。

第九届、十届全国人大常委会副委员长

许嘉璐

二〇一四年冬

王 序

中医学是中华民族在长期生产生活实践中，在与疾病作斗争中逐步形成并不断丰富发展的医学科学，是中国古代科学的瑰宝，为中华民族的繁衍昌盛作出了巨大贡献，对世界文明进步产生了积极影响。时至今日，中医学作为我国医学的特色和重要医药卫生资源，与西医学相互补充、相互促进、协调发展，共同担负着维护和促进人民健康的任务，已成为我国医药卫生事业的重要特征和显著优势。

中医药古籍在存世的中华古籍中占有相当重要的比重，不仅是中医学术传承数千年最为重要的知识载体，也是中医为中华民族繁衍昌盛发挥重要作用的历史见证。中医药典籍不仅承载着中医的学术经验，而且蕴含着中华民族优秀的思想文化，凝聚着中华民族的聪明智慧，是祖先留给我们的宝贵物质财富和精神财富。加强对中医药古籍的保护与利用，既是中医学发展的需要，也是传承中华文化的迫切要求，更是历史赋予我们的责任。

2010年，国家中医药管理局启动了中医药古籍保护与利用能力建设项目。这既是传承中医药的重要工程，也是弘扬优秀民族文化的重要举措，不仅能够全面推进中医药的有效继承和创新发展，为维护人民健康做出贡献，也能够彰显中华民族的璀璨文化，为实现中华民族伟大复兴的中国梦作出贡献。

相信这项工作一定能造福当今，嘉惠后世，福泽绵长。

国家卫生与计划生育委员会副主任

国家中医药管理局局长

中华中医药学会会长

王国强

二〇一四年十二月

马 序

新中国成立以来，党和国家高度重视中医药事业发展，重视古籍的保护、整理和研究工作。自 1958 年始，国务院先后成立了三届古籍整理出版规划小组，分别由齐燕铭、李一氓、匡亚明担任组长，主持制订了《整理和出版古籍十年规划（1962—1972）》《古籍整理出版规划（1982—1990）》《中国古籍整理出版十年规划和"八五"计划（1991—2000）》等，而第三次规划中医药古籍整理即纳入其中。1982 年 9 月，卫生部下发《1982—1990 年中医古籍整理出版规划》，1983 年 1 月，保证了中医古籍整理出版办公室正式成立，中医古籍整理出版规划的实施。2002 年 2 月，《国家古籍整理出版"十五"（2001—2005）重点规划》经新闻出版署和全国古籍整理出版规划领导小组批准，颁布实施。其后，又陆续制定了国家古籍整理出版"十一五"和"十二五"重点规划。国家财政多次立项支持中国中医科学院开展针对性中医药古籍抢救保护工作，文化部在中国中医科学院图书馆专门设立全国唯一的行业古籍保护中心，国家先后投入中医药古籍保护专项经费超过 3000 万元，影印抢救濒危珍、善、孤本中医古籍 1640 余种，开展了海外中医古籍目录调研和孤本回归工作。2010 年，国家财政部、国家中医药管理局安排国家公共卫生专项资金，设立了"中医药古籍保护与利用能力建设项目"，这是继 1982～1986 年第一批、第二批重要中医药古籍整理之后的又一次大规模古籍整理工程，重点整理新中国成立后未曾出版的重要古籍，目标是形成并普及规范的通行本、传世本。

为保证项目的顺利实施，项目组特别成立了专家组，承担咨询和技术指导，以及古籍出版之前的审定工作。专家组中的许多成员虽逾古稀之年，但老骥伏枥，孜孜不倦，不仅对项目进行宏观指导和质量把关，更重要的是通过古籍整理，以老带新，言传身教，培养一批中医药古籍整理研究的后备人才，促进了中医药古籍保护和研究机构建设，全面提升了我国中医药古籍保护与利用能力。

作为项目组顾问之一，我深感中医药古籍保护、抢救与整理工作的重要性和紧迫性，也深知传承中医药古籍整理经验任重而道远。令人欣慰的是，在项目实施过程中，我看到了老中青三代的紧密衔接，看到了大家的坚持和努力，看到了年轻一代的成长。相信中医药古籍整理工作的将来会越来越好，中医药学的发展会越来越好。

欣喜之余，以是为序。

中国中医科学院研究员

马继兴

二〇一四年十二月

校注说明

《脉镜须知》作者梅江村，清代医家，安徽歙县人，约生活于清代道光、咸丰等年间，生卒年代失于详考。

《脉镜须知》是一部较好的脉学著作。其特色在于汇编了二十八种脉象及各种诊断方法，增加了作者对具体脉象的临证体验，并在继承前人成果的基础上大胆创新，对脉诊中存在的错误或不当之处进行辩驳质疑。本书论述精细入微，辞简意明，通俗易懂，便于习诵，对中医脉诊研究和临床实践具有一定的指导意义。

据各类医籍工具书记载，《脉镜须知》的版本主要有：清光绪二年丙子（1876）铅印本、光绪八年壬午（1882）铅印本、光绪二年丙子（1876）安徽贵池周氏校刊本。通过综合比较研究，发现现存的《脉镜须知》均为同一版本，即清光绪八年壬午（1882）铅印本，此次整理以南京中医药大学图书馆收藏的本子为底本，以本书所引著作之通行本为他校本。

本次整理具体校注原则如下：

1. 底本有大小两种字号，但字体一致。为了便于阅读，现将其排版为宋体和仿宋体两种字体，后者沿承原书小号字体。

2. 版式采用横排，加上现代标点。

3. 底本繁体字均改为简化字。异体字一律径改，不出注。

4. 通假字保留，于首见处出注。部分中医文献习用而含义明确的通假字则不出注。

5. 部分疑难字词酌加注释和注音。注释以疏通文义为主旨，一般不引书证。有些词语颇为费解，未能尽释，已解者也或有不当，有待达者教正。文字注音采用汉语拼音加直音法。

6. 原书序前有"光绪壬午孟夏月用聚珍铭板印于皖垣"的牌记，今删去。

7. 原书上下卷标题下均有"安徽歙县梅江村先生手著，安徽贵池周明亮惺斋氏校刊，湖南善化刘凤翥汉卿氏编次"字样，今删去。

8. 原书目录与正文有出入，据正文厘订，不出注。

9. 书末"辨小儿内热外热附""辨痰火闭症附""木侮土症"三则，为刘凤翥编次时所附，今仍附于书后。

序

　　《脉镜》一书，周君惺斋所刊行也。书胡以刊？以遗憾终天而刊也。光绪乙亥，余馆于军督皖防之张公家，因与周君善。周君虽司武守，卓有文心，即士林中恒加称赏。越丙子，以《脉镜》一篇来相示，云将付梓以公诸世。展读既竟，自觉二十八脉了如指掌，斯真不负签所题《脉镜》二字矣。夫脉之理本深微也，镜之体本明显也。以深微之理，当明显之体，而深者何难明，微者何难显哉？因诘之曰：君欲以《脉镜》公世，毋亦精于脉理者乎？曰：不精脉理，所憾无自，既阅《脉诀》，遗憾安穷？余惊且问曰：君之憾胡遗也？乃为述《脉镜》之自，且为道遗憾之由，语次不觉涕泗交下者久之。余为之慰藉曰：君以《脉镜》公世，君之仁心见也，以此仁心补其遗憾，而憾又何至终遗耶？余亦因家慈衰老，不时染疾，苦里中无良医，广选岐黄书一涉猎焉。当母卧病时，辄较症检方投之，病良已。此脉理之门稍践一足，故得识此书真为《脉镜》。顷闻周君言，不禁恻然心动，固与余有微合也。今因《脉镜》将公诸世，遂不觉不揣陋劣，而勉为之序云。

　　时在光绪二年丙子孟夏，识于皖江犀防幕次①，星沙刘凤荙汉卿氏谨序

---

　　① 犀防幕次：文中意指军事防务的幕府、营帐。

原　序

　　考古医书所云，病必有症，症者证也；证必有脉，脉者脏腑、经络、寒热、虚实所由分也。察脉辨症而方立焉。然近世庸医，辄以执方医病，而病不能瘳①，甚或反致杀人者何？盖以脉之形象全然不谙，但将几个成方公然行道。余浅诵读，酷嗜医学，网罗成书，苦研蕴奥，或同异各存所见，莫知宗习何书。庚戌之夏，幸得徽歙梅江村先生手著秘传脉象二十有八，其义非有异于古，而各脉之呈象主症，始极精确，无一字邻于影忽，无一意失于挂漏，剖晰入微，使学者便于习诵，如振衣挈领，而全衣悉在握中，辞简意明，真诊家正的也。吾愿览是书者务宜体会参详，勿以是书为画古人之葫芦视焉可耳。

　　　　　　　　　时光绪丙子孟春，识于池阳汪五世同堂

---

　　① 瘳（chōu 抽）：病愈。

目 录

卷　上

脉诀十二经络总论

夫脉有寸、关、尺三部位，以定经络。乃掌后高骨相对之处，即为关脉。其关位以中，上为寸，下为尺。两手皆然，共为六部。在治者以三指诊之，始可察其病源。

辨左手寸脉

【左寸】左手寸脉，乃心经也，名曰手少阴，为脏。又与心包络为表里，名曰手厥阴，为腑。是二经也，皆属火，多热，主南方夏气，色赤，苦味归之。论支干，心为丁，包络为丙。此二经虽同左寸，治者必以心为主。

辨右手寸脉

【右寸】右手寸脉，乃肺经也，名曰手太阴，为脏。属金，常燥，主西方秋令，色白，淡辛之味归之。古法与手阳明为表里。以支干属之，则大肠为庚，肺为辛。治者必以肺脏为主。

辨左手关脉

【左关】左手关脉，乃肝经也，名曰足厥阴，为脏。兼胆经，名曰足少阳，为腑。此二经皆属木，藏风，主东方春气，色青，酸味归之。论支干，胆为甲，肝则为乙。

二经同在一脉，治者以肝为主。

辨右手关脉

【右关】右手关脉，乃脾经也，名曰足太阴，为脏。又兼胃，名曰足阳明，为腑。此二经皆属土，多湿，主中央四季之末，色黄，甘味归之。论支干，以胃为戊，脾为己。二经同在右关，治者以脾脏为主。

辨左手尺脉

【左尺】左手尺脉乃肾经也，名曰足少阴，为脏。又与膀胱为表里，名曰足太阳，为腑。古法心与小肠为表里，小肠经属火，与心同例，犹大肠之与肺同例也。其膀胱名曰足太阳，为腑，与肾皆属水，主北方冬令，色黑，咸味归之。在支干，以膀胱为壬，肾为癸。二经虽同左尺，治者以肾为主。

辨右手尺脉

【右尺】右手尺脉，亦主肾经，亦名曰足少阴，为脏。但此右肾为火，与命门一脏同位，非比左肾属水。又兼大肠经，名曰手阳明，为腑，此经属金，与肺同例。今古之论，多有不齐，然二经同在右尺，治者亦以肾脏为主。

以上左右手寸关尺分配已足，共十一经络，尚有三焦一经，则为一身之十二经络矣。其三焦则分列于左右手寸关尺之间，两寸为上焦，两关为中焦，两尺为下焦。此经名手少阳，为腑，无所定属。

论二十八脉

前之经络已明，共有十二家矣。但诊脉者须察其病脉。病在何处，脉主何病，故有二十八脉之名。其二十七脉皆为病脉，惟缓脉乃平人无病之脉，故有病之脉只列二十七科。

二十七脉总目

浮、沉、迟、数、滑、涩、洪、微、弦、紧、细、散、虚、濡、弱、疾、牢、革、长、短、芤、代、结、促、动、伏、实。

诊 脉 法

以上二十七脉，凡诊者必分三候，初下指于皮毛之间为浮候，稍重其指为中候，于筋骨之间为沉候。凡二十七脉之病，皆不能逃此三候于寸关尺之间也。

二十七脉科列

浮脉

浮，如初下指浮候即得其脉，中候脉则少，沉候脉更少，六部脉皆然，此即名为浮脉。只因浮候脉多，中、沉二候脉少。其主病伤寒表症，又主一切风疾，又主血虚。大凡一脉必主几症，所以诊脉必先将外症审查明白，然后细心诊之，始为万全。是以古人望、闻、问、切，在在留心。善诊者不拘于脉，苟拘于脉，必至混淆外症。外症混淆，何能施治奏功？故曰脉症相参，又曰能合色，始可万全，此古人用脉之玄妙也。是以六脉调和，皆平人无病之脉。若观其形色，大肉已去，为必死之候，此则形色可知也。奈今之庸医，不先辨症，即便诊脉，含糊于三指之间，全不细心审察。更有病家不言病源，欲以试医，世俗往往自误者有之。盖一脉主几症，不察外症则不知为何病；且一人兼几症，将何以治之？岂不辨病脉、不言病源所能措手？此余所以深惜医与病家互相乖误，故为之力破世俗之谬云。以上脉象与所主之病，即为浮脉。

沉脉

沉，如初下指浮候其脉甚少，稍重指中候其脉尚少，直至再重指沉候其脉初见，则名为沉脉。主病伤寒里症，又主食积，又主痰郁，又主气滞，此为沉脉也。

迟脉

迟，如一呼一吸之间脉来三至，则为迟脉，主病寒冷。予尝见痰气闷决之症，而得三至未及之脉，后几日改涩脉，予以痰气药治之，痰去脉平，终为得活。所以必参外症，此为迟脉也。至于一呼一吸之间，有脉来一至二至者，皆死也，虽亦有名，不在二十八之列。不敢臆陈其诊迟数之脉，总以平人呼吸之法定之。一呼一吸三至为迟，五至为数、为热，六七至其热极矣。

数脉

凡诊脉，医者审自己呼吸之气。如一呼一吸之间脉四至，则为平脉，无病。若一呼一吸脉来五六至，名曰数脉，主病为热为火，又主内风，兼主一切风疾外感，因阴阳伤损，亦其所主。故近世伤寒，无论表里皆得数脉，直至一解，始得四至平脉。至于平脉或有咳嗽虽久，脉仍四至，则阴未伤，未成劳瘵。倘咳嗽未久，脉来五六至，或细数，是已成劳瘵，阴已伤而将登鬼箓①矣，此数脉之最灵者。

滑脉

滑者，脉来流利，毫无蹇涩之象，与涩相反，此为滑脉。二十八脉中，惟此脉难辨，何也？如谓流利不涩，则近于平人之脉，又何以为滑？不过言其宣行无阻之象。其浮滑、沉滑，即数脉亦带滑象，只不如数之快耳。随其各部位察之，主病痰饮，即为滑脉。

涩脉

涩者，二至迟，三至数，不为俱数、俱迟，而三五不齐者，是为涩脉。涩者何象？有蹇涩不利之义也。主病血少精伤，又主内热凝结，又或痰气凝结，故致蹇涩不利，此为涩脉。

洪脉

洪，如脉来阔大，与细脉相反，则名曰洪脉。主病为火、为热，又主邪气方张，又主伤寒。阳盛亦必洪而兼

---

① 鬼箓：阴间死人的名录。

数，此必辨其有力无力，兼参外症。所得何症则定其为实火、虚火，以便措手。如有力则为实火，无力则为虚火，虚实一讹，生杀定于反掌。此洪脉与数脉相等，分别只在危微，其数脉亦当参外症，审其脉之有力无力，而洪、数之分立见矣。

微脉

微者，脉来太无力，按之似有若无，与细脉相反。不论其形之或洪或细，而辄模糊难见。细脉则确有一丝之明，微脉则不在于细小，而或洪或细，但指下难寻，不比细脉之易见，则为微脉。主病为死脉，惟霍乱一症见微脉则非死脉，余症见之皆为死脉。

弦脉

弦者，脉来如弓弦一线之直，较细，脉稍大，名为弦脉。主病为疾、为饮，又主疼，又主疟，主肝气。肝风如六脉皆弦极，毫无别象，则为纯弦，为木克土，其病已深，又为死脉。六脉带弦，不致弦极，则非死脉。

紧脉

紧者，脉来成弦象，或长，而左右动弹，如弹棉花之弓弦，不在一处动者，为左右弹，名为紧脉。主病为寒，又主疼，此紧脉如紧而不松之象。

细脉

细者，脉来如蛛丝之细，名为细脉。主病为气血大衰，必死之脉也。又主湿症，则非死脉。今观细脉，则前所立脉症相参之说，益信矣。夫一细脉，有生死之别。太细而不兼湿症，则死脉也；未至太细而有湿症，则非死脉。可不先考外之湿症乎？他脉仿此，此细脉也。

散脉

散者，脉既浮矣，浮而太浮于皮肤之间，而且散漫不整，按之中候沉候豁然绝无，名为散脉。其浮、濡、虚、革诸脉皆在浮候，其中、沉二候不过脉之少耳，尚有些小存者。散脉则中、沉二候全无，以此为别，且兼涣散之象。主病为速死，如物已无根，决无生理，此为散脉。

虚脉

虚者，脉既浮矣，浮而无力，其形阔大，则曰虚脉。主病为中暑，又主血虚。盖浮、中、沉三候，其浮候主气，沉候主血，故虚脉则沉候少，此为血虚。

濡脉

濡者，脉既浮矣，浮而无力，其形细小，则名为濡脉。乃将死必死之脉，虽症未及于死，必然不久。于沉候脉已将无，则血必大亏。浮候已细，不比虚脉之大，气虽未至大亏，然亦不为不亏，此濡脉既见，所以定其必死也。

弱脉

弱者，脉既沉矣，沉而全无力，名为弱脉。主病亦为将死必死之脉，与濡脉同。濡脉则阴血太亏，弱脉则阳气太亏，阴血虽未全亏，然亦半是亏损。此以浮候主气，沉候主血之法例耳，浮候脉将无，阳气太亏所致，此主死之脉，乃弱脉也。

疾脉

疾，如一呼一吸之间脉来七八至，乃为疾脉。主病为热极。小儿为平脉，亦不过小有病症，非死脉也。在大人则为死脉，决无生理，此为疾脉。

牢脉

牢者，脉既沉矣，沉而太有力，有牢固之义焉，名曰牢脉。主病为痞块积聚。以深重之药治之，或有生机。非轻浅之品所能消解者，乃半死半生之脉，此为牢脉。

革脉

革者，脉既浮矣，而脉来太硬，太有力，直至搏指之硬，则名为革脉，有鼓革中空之象焉。其主病为血亡精空，又主伤寒表盛二症。虽未必死，然亦为几死之脉，此即为革脉。

长脉

长，如脉来长直，与短脉相反，较弦稍大，此名长脉。其主病为邪气有余，又主邪火，故惟痫症者有之，此为长脉。

短脉

短者，脉来如豆粒，则名为短脉。其病为气虚不足，如兼气郁，则为实症。虚实之辨，亦必察其有力为实，无力为虚，兼考外症，而短脉之旨可得矣。

芤脉

芤，如浮候有脉，至中候忽无，再至沉候有脉，是浮沉二候皆有，惟中候独无，名曰芤脉。主病为失血。如右寸芤为阴伤，左尺芤为便红，右尺芤为火炎，又为漏精，余皆为血虚，只以何脉辨何经虚耳。

代脉

代者，非结非促，脉来几至之数则去，脉去几至之数而又来。歇而又起，起而又歇，停歇几许时，起来又几许时，如是为长度，有相代之义焉，名为代脉。与促脉结脉不同，促结只歇一至即来，代脉停歇多时始到，且来几时，去亦几时，相代不爽，此代脉与结、促二脉相别也。主病为痛盛，未可以死脉断之，何也？以痛止则不代也，苟非痛症，则诸症皆为死脉。

结脉

结者，脉既迟矣，迟而停歇一至，即便复求，亦如促脉之长度，名为结脉。主病为冷，中有积结，亦如促脉，但此脉不比促脉之常见，未曾经验，惜未确得其治法。

促脉

促者，脉既数矣，数中停歇一至，止歇一至，即便复来，少顷又歇一至，又即复来，如是为长度，名曰促脉。主病为热，其中有积有结，此脉伤寒症所常见，宜以通解之药治之，而促脉可立去也。

动脉

动者，脉既短矣，而非一处动，乃周回圆转而动，名曰动脉。主病为惊，又主疼痛，即为动脉。

伏脉

伏者，浮、中、沉三候俱无脉，直而推筋着骨，重按至筋骨之际，始有其脉，名曰伏脉。主病为痞积，年久根深蒂固，见此脉者，为旦夕将死之脉。又主伤寒阴毒，亦为必死。又主疼极，亦有此脉。如疼极见此脉，尚有可治，不得以死脉定之，何也？以疼过脉又起耳，此为伏脉。

实脉

实者，浮、中、沉三候脉俱有力，毫不少异，名曰实脉。主病为大积大聚，又主实热瘀结，乃可治之脉，此为实脉。

单论缓脉

缓，为平人无病之脉，名曰缓脉。不迟不数，来只四至。不浮不沉，皆不犯此二十七病脉之形，其象主于中和。盖二十七病脉，非太过则不及，非不及则太过。须知太过与不及，皆病脉也。无太过与不及，此中庸平和之形。三焦无病，以致六脉皆和，此为缓脉。

附论缓脉兼病脉

缓为胃气所主，故宜来往和匀，或别兼病脉，方可断症。浮而缓者则伤风，沉而缓者则寒湿，缓而涩者薄于脾，缓而弱者虚于气。左寸涩缓，血必虚于少阴。右寸浮缓，风邪入于五内。左关浮缓为肝风，右关沉缓为脾湿。左尺缓而涩，则精宫耗损。右尺缓而细，则真阳衰痿。略举大概，全在诊家以此类推，审其兼病何脉，按方治之，未必不能助效云尔。

卷 下

二十八脉形象

二十八脉之主病，前皆分论之矣。其间脉之形象，有相去悬绝者。如浮、沉之类，浮者在上，沉则在下。如迟、数之类，迟者二三至，数则五六至。皆相去天渊，不待琐辨，可以类推而知之。此稍能脉理者，亦能迥别。其间脉之形象，有相似而仿佛者。如虚、濡之类，皆在浮候无力，岂非相似？彼虚则阔大，濡则细小，自可分别。如细、微之类，同为渺茫。须知细有蛛丝之细，固可确见；微则不拘细大，渺然难寻。诊者可不审而别之乎？故极拟其象，重申论焉。若能照前法，按其脉络，审其形象，其病症无不了然也，以此推之，理可尽得。

纲论浮沉迟数主属_{附兼脉}

浮脉属阳，主表，举指轻按得之，曰浮。兼浮而有力为洪，浮而无力为芤，浮而长大为实。

沉脉属阴，主里，举指重按得之，曰沉。兼沉而有力为滑，沉而无力为弱，沉而似有似无为微，沉而至骨为伏。

迟脉属阴，主脏，举指稍重按之，在内一息三至为迟。兼迟而有力为涩，迟而无力为濡，迟而似有似无为缓。

数脉属阳，主腑，举指轻按，其来极急，一息六至为数。兼数而有力为弦，数而无力为紧。

五行属脉附

浮、涩、弱属金，弦、紧、伏属木，滑、沉、濡属水，芤、实、洪属火，微、缓、迟属土。

七 表 脉附

浮、芤、滑、实、弦、紧、洪。

八 里 脉附

微、沉、缓、涩、迟、伏、濡、弱。

九 道 脉附

长、短、虚、细、促、动、革、代、结。

以上共二十四脉，合数、牢、散、疾四脉，共二十八脉。

七危症脉附

雀啄，脉来三五至而歇，歇而再至，如雀啄食状，此脾经之已绝也。

屋漏，脉良久而一至，其状若屋漏之滴水焉，此胃腑之已绝也。

弹石，脉从骨间劈劈而至，如指弹石状，此肾脏之已绝也。

解索，脉散乱如解绳索，此精血已竭绝也。

虾游，脉沉时忽一浮，如虾游焉，静中一动，此神魂之已绝也。

鱼翔，脉沉时忽一浮，如鱼翔状，似有似无，欲静欲动，此命门之已绝也。

釜沸，脉如釜中水，火然①而沸，滚滚不休，有出无入，此阴阳二气之皆绝也。

奇经八脉_附

督脉

寸关尺俱浮，直上直下。

按：督为阳脉之都纲，其脉起于下极之俞，并于脊里，上至巅顶，极于上齿缝中_{断交穴}②。其病，主外感风寒之邪，又主腰背强痛，又主大人癫病，小儿风痫。

任脉

寸口脉紧细实长至关，又曰寸脉如丸。

按：任为阴脉之统会，起于中极之下，循复上喉，至下_{断交穴}。极于目下_{承泣穴}。其病，男子内结七病，女子带下瘕聚，又腹中气痛，又主阴中痛。

冲脉

寸关尺俱牢，直上直下，与督脉同。_{但督浮冲沉可辨耳。}

---

① 然：同"燃"。《孟子》："若火之始然。"
② 断交穴：当为"龈交穴"，"龈"旧写亦作"齗"，俗写误为"断"。

按：冲为十二经之根本，起于气街在少腹毛中两旁各二寸，夹脐左右，上行至胸而散。其病，为逆气，里急，或作躁热，又主恍惚狂痴。

带脉

关部左右弹。

按：带脉起于胁中，围身一周如束带然。其病，为腹满，腰溶溶如坐水中。又女人主少腹痛里急，瘕疝，月事不调，赤白带下。

阳跷脉

寸部左右弹。其脉在肌肉之上，通贯六腑，主持诸表。

按：阳跷脉起于跟中，上外踝，循胁上肩，夹口吻，至目，极于耳后风池穴。其病，为阴缓，为阳急，又主腰背痛，癫痫僵仆，恶风，偏枯，㾭痹，体㑊。㾭音顽，麻木也。

阴跷脉

尺部左右弹。其脉在肌肉之下，通贯五脏，主持诸里。

按：阴跷脉，起于跟，上内踝，循阴自胸至咽，极于目内眦晴明穴。其病主阳缓，主阴急，又主癫痫、寒热、皮肤淫痹，少腹痛里急，腰及髋髎音宽料下连阴痛，男子阴疝，女人漏下。

阴维脉

尺外斜上至寸。

按：阴维脉，起于诸阴之交，发于内踝上五寸即筑宾穴。循股入小腹，循胁上胸，至顶前而终。其病，主癫痫僵仆，失音，肌肉痹痒，汗出恶风，身洗洗然也。如脉沉大而实，主胸心痛悸，胁满。如脉如贯珠，男子胁实腰痛，女人阴痛或有疮。

阳维脉

尺外斜上至寸。

按：阳维脉，起于诸阳之会，发于足外踝下一寸五分即申脉穴，循膝上髀厌抵少腹，循头入耳至本神而止。其病，主肌肉痹痒，皮肤痛，下部不仁，汗出而寒，颠仆羊鸣，手足相引，甚者不能言，又主心痛。

神 门 脉附

神门脉，在两手尺脉之中，肾命二经所主，先天之根本。凡人之病死不救者，以其先绝二脉也。二脉之绝，缘于肾命皆虚。人若无神门脉，决无生理。近世《脉诀》①中谓为心脉，盖以心经有神门穴，误认心经为神门脉。殊不知心属上焦，应于左寸，岂有候心经于尺中乎？则神门脉既应于尺中，为肾命二经所主，决无疑矣！学者切勿错认心经之神门穴，为两尺之神门脉。彼神门穴原在掌后兑骨之端，何可浑误而不明辨欤？

反 关 脉附

反关脉者，以其不由寸口正行于关上，转由列缺络入

---

① 脉诀：此《脉诀》似指高阳生托名王叔和著《脉诀》。

于臂后，故谓反关，为手阳明大肠经所主。正诊不见，寸关尺六脉皆无，必反其手而诊之，乃可见脉，其脉象病症，亦与正诊无异。《内经》曰[①]：人若左手见反关主贵，右手见反关主富，左右得之富而且贵，男女皆然。或曰：平人见反关，必主富贵。固然，亦有平时皆正脉，至病时始反关者，何以辨之？曰：若此反关主病，为气结、为痰闭、为邪火闭、为疯症、为霍乱、为癫仆、中气、中痰及梦魇鬼魅等症始可见之。若他症犯此，则为几死之脉，何也？凡人之死，先死于足，后死于手，惟臂后缩存此脉，此寸关尺已死，而脉渐欲与心经绝也。是说也，谓非无理，余亦疑之，故姑存此，以俟有识者确断焉可。

五脏平脉总论

脏腑之病脉，前于二十八脉已备陈矣。其有各脏所当见之平脉，尚在未陈。前所论缓脉为平脉，乃统见于寸关尺，非各脏之本然平脉也。

论左寸平脉病脉

如左寸主心脏，其本然之平脉，则当浮、当洪。若不浮而沉，不洪而细，则心脏有病。

论右寸平脉病脉

右寸主肺脏。其脉则当浮、当短。若不浮而沉，不短

---

① 《内经》曰：以下三条引文不见于今本《内经》。

而长且弦，则肺脏有病。

论左关平脉病脉

左关主肝脏。其脉则当在中沉之间，尤必弦且长。若不中沉而反浮，不弦且长而反短，则肝脏有病。

论右关平脉病脉

右关主脾脏。其脉当在中候，不浮不沉，不长不短，不大不小。若或浮或沉，或长或短，或大或小，有失中和，则脾脏有病。大抵两关当在中候为平脉，然肝脉不宜浮数，惟左关带沉，亦为平脉。

论左尺平脉病脉

左尺主肾脏。其脉当沉而有力，若不沉而反浮，弱而无力，则肾脏有病。

论右尺平脉病脉

右尺亦主肾脏，与左肾同例。但右肾为相火，其脉亦当沉而有力，尤宜稍大于左肾之脉，反此则肾脏有病。

然则究惟两寸独大，两关两尺皆不能及，方为六脉之平脉。两关当在中沉为平脉，两尺当在沉候为平脉。此寸关尺五脏所主，皆已昭然，而未及六腑三焦，何也？盖寸关尺原以五脏为主，五脏之脉既已平和合度，固为无病，则三焦六腑亦皆无病矣。若腑中有病，则脏脉亦因之现病。是以脏同腑为升降，言脏而不言腑者，以脏与腑相为表里也。五脏平病之脉既明，其主死脉，亦不外乎生克之理。

五脏生克总论

所谓五脏之相生者，如肺金生肾水，肾水生肝木，肝木生心火，心火生脾土，脾土生肺金，肺金又生肾水。金水木火土相生不已，则肺肾肝心脾周流不息，互相生长，五脏之脉自然和平。所谓五脏之相克者，如肺金能克肝木，肝木克脾土，脾土克肾水，肾水克心火，心火克肺金。金木土水火相克不安，则肺肝脾肾心相背不顾，互相克制，五脏之脉自然现病。治者虽当治其主脏之病，然必杜其所克之来，扶其所生之母，所谓止沸抽薪，节流开源之法也。

辨木克土生死脉

近世病症肝木克脾土者甚多。克之浅，则为病脉，不至见死脉，亦不得谓之克。所谓木乘土位，至克之深，则六脉必皆弦极且兼有力，此为肝脏之真脉，即肝木之死脉也，象在必死。

辨火克金生死脉

火克金之病症世亦不少。克之浅，谓之火乘金位，虽为病脉，要非死脉，此火不但心火、相火互乘金位，来乘者亦多。其脉或有数者，至克之深，则六脉皆洪极无比，此为心经之真脉，即心火之死脉也，象在必死。

辨水克火生死脉

其有六脉皆如搏指之硬，如弹石之状，绝无和缓之象。盖和缓主于胃气，至脉无和缓，则胃气已绝矣。此因其脉太有力，故致于死。此为肾脏之真脉，即肾水之死脉也，疑为水之克火，但诸书未有确断，又不敢强，然拟其象，亦在必死。

辨金克木生死脉

其有六脉皆太无力，甚至似有若无，如毛之生于皮肤，即二十八脉中之微脉也。而且兼浮，此为肺脏之真脉，即肺金之死脉也，象在必死。

辨土克水生死脉

其有六脉太迟，而致一二至者，相似屋漏，且或兼代脉，此为脾脏之真脉，即脾土之死脉也。盖脾之平脉固宜于缓，至于太迟则死脉矣。脾脉似代，至于真代，决无生矣，若脉有是象，亦在必死。

六脉独断总论

五脏死脉，亦已昭然，今必统论其独。所谓独者，如脉之过与不及，皆为病脉，要非死脉。彼有力则过，无力则不及。数则过，迟则不及。洪则过，细则不及。若此之类。凡人既病，即见于脉，何得概以死脉断之？若夫各脉至于过之极，与至于不及之极，皆为死脉，不得谓之病脉矣。

六 脉 分 断

六脉弦极为死脉，即肝之真脉；六脉洪极为死脉，即心之真脉；六脉太有力为死脉，即肾之真脉；六脉太无力为死脉，即肺之真脉；六脉太迟为死脉，即脾之真脉；六脉太无力为死脉，即名为微脉；六脉太数为死脉，即名为疾脉；六脉太浮为死脉，即名为散脉；六脉太沉为死脉，即名为伏脉。

凡人之脉，必宜无过与不及，而且五脏合度为平脉，方为常人无病之脉。已①上所主死脉之外，尚有芤、代等脉皆为死脉，然亦有不至于死者，以其病可减，而脉亦可平也。总之，六脉若皆太过与太不及，无论二十八脉之中，主死之脉固为必死，即主病之脉亦未必皆生。

辨四时平脉死脉

辨春脉

春令为肝经所主，其平脉乃六脉带弦，且六脉只须略见弦象，不宜纯弦。若纯弦之极，则又为死脉矣。夫春令带弦，较为平脉。若于春前、冬初、秋末等时带弦，乃非时之弦脉。一至春时，不能久延而死矣。或于春末、夏初见者亦然，四季皆为一例。

---

① 已：通"以"。《汉书·文帝纪》："年八十已上。"

辨夏脉

夏令为心经所主，其平脉乃六脉带洪，不宜纯洪。若六脉纯洪之极，于夏前、春冬时见之，至夏亦死，决然无疑，余与春令同。

辨秋脉

秋脉乃肺经所主，其平脉乃六脉带浮，不宜纯浮。所谓浮者，乃浮于皮肤之间，浮候即有，为肺经之平脉。若六脉纯浮之极，于秋前、夏春见之，至秋必死。

辨冬脉

冬令为肾脏所主，其平脉乃六脉带石，亦不宜纯石。所谓石者，即沉重有力之象，乃肾脏之平脉。至于纯石之极，则为死脉，于冬前、秋夏见之，至冬必死。

脾经独辨

尚有脾经一脉，未曾申辨。其所主在四季之末，每季主一十八日，以其四季月为土令，脾经属土，故为所主。其平脉为和缓，亦不宜太过不及，此经难决先见之候。

孕　脉

夫男妇之脉，古法固有所别。以予蠡见论之，究竟无所大异。方书所云妇人尺脉盛于男人，理或固然，实亦无所取重。予以为男妇之脉可以概例，惟孕脉有异。孕妇之脉，彼《内经》之所载，与诸书之所陈，各有拟象。予亦深为详辨，莫定去从，未敢偏信，姑为阙疑。如曰①：妇人阴搏阳，则谓之有子。彼盖以尺脉为阴，寸脉为阳，阴脉搏大，盛于阳脉，则为有子，其说亦非不是。又有曰②：妇人之尺脉，恒盛于寸脉。以二说参论，则有孕如此，平脉亦如此，亦似难于分别。且方书又曰③：凡妇人手少阴心脉动甚者，谓之有子。予当察有孕之脉，心脉亦复如常，绝未当动，似此则所说亦难准信。独有滑伯仁所云④：凡诊妇人之脉，来或五至，而无热病，则当问其月水如何。如不月则有孕，或月水仍来，脉为五至，则为有病而无孕。予所察孕妇之脉，惟依滑伯仁之论，历均有验。盖以有孕之脉，必然五至，非为四至。凡无孕之脉，一来五至，必有风热之症，或久于卧休，或不能饮食，则脉为五至。若毫无别症，其饮食起居，一切如常，而且不月，则定为有孕。又诊孕脉，能辨为男为女，有左数为男、右数为女之说，此法甚难确据，反不如外察之法最为准验。凡受孕于左，则左腹长动者为男；受孕于右，则右腹长动者为女。又左先动起者为男，右先动起者为女。又凡孕为男，婴儿之面必向内坐，故不长动；凡孕为女，其面必向外坐，故能常动。此数论似为明确

---

① 如曰：以下所引语本《素问·阴阳别论》，今本《素问·阴阳别论》作"阴搏阳别，谓之有子"。

② 又有曰：以下所引今本《内经》中未查及。

③ 且方书又曰：以下所引语本《素问·平人气象论》，今本《素问·平人气象论》作"妇人手少阴脉动甚者，妊子也"。

④ 独有滑伯仁所云：以下所引元代医家滑伯仁书中未查及。

可信，故附之。

小儿反关斜行

凡小儿之脉，大抵大同小异，惟数脉乃小儿之平脉。其无病之脉，一来六七至，方书所论皆同。小儿病脉，未必如大人，有二十八脉之全，不过几经脉象而已。若夫诊至小之脉，其法惟以虎口三寸为主，不必诊脉。即或诊之，只用一指诊其大略。盖以小儿之寸关尺，难容诊者之三指耳，且小儿之脉非同大人之凿凿可凭。至于稍大，则与大人之诊法略同。其诊虎口之法，痘疹幼科诸书自备，不待赘陈。又有反关之脉，与前论大人之反关无异，其诊法亦与诊大人之反关同，但此脉世不多见。更有一等斜行之脉，为世最多。其脉不由正道，乃斜行手臂之旁，故脉道中无脉。旁索其脉，方能得之，其病象亦与正脉同。若索之正道、斜行、反关三处皆无脉，则为脱脉，乃死症也。其诊斜行之脉，亦与前诊反关之法同。

《脉诀》一书，前人详言之矣。余也不敏，何敢菲薄前书，创立臆说以诬世？然管见虽微，曾经试验，故不揣陋劣，只陈所知。但愿有济于当世，小补于后学，则实出于予之万幸云，江村自跋。

辨小儿内热外热附

小儿未谙调护，故易于病；小儿未泄真阳，尤易于愈。然审之未确，其生杀之机较大人为更易。故其病多起于发热，后转他症。然其热有内外之分，辨之不明，立方即误，其凶吉可立见也，故为之立辨云。所谓外热者，如偏身终日发热，时或肢冰，必主清涕、咳嗽、头痛、鼻塞等象，其脉则浮。如虎口之经文，其色或紫，则为闭热，红则伤寒，青则伤风，兼见则病亦兼有，其症必在风关。此为外热之症，切忌凉内之药，以荆防之剂表散之，得汗自愈。所谓内热者，如不时潮热，夜则热甚，日久缠绵，或口渴，或腹胀，或盗汗，或自汗，皆内热也。其体必瘦弱，其神必痿败，其脉为沉迟、为虚弱等象。其症由于伤食停痞，伏火伏燥，其体由于阴虚阳虚，或由调养失宜，察而治之，内热可解。切忌表散之剂，宜以内解之药，按症投之，可保无虞。此等热症，慎勿轻忽视之。其大势虽不同于外热之险，殊不知为害比外热更甚，何也？久热必致伤阴，阴既伤，则体渐消瘦，日复羸败，成为疳痨①之症。即有妙手，亦难回春，悔之何及？愿医世者告以调护于未病之先，慎其诊治于既病之候，何莫非保赤之一心也。

辨痰火闭症附

痰火闭症，似惊风，实非惊风，即世俗所谓急惊风者是也。小儿有是症者，因其或感风寒，或伤于食，或停于乳，或伤于暑热，皆成此症。常考此症之由，必因饮食滞积于中，故不能生痰，痰积则化火，暑热闭于中，亦能生火。平时失于清解消散，则痰积火亦积，火升痰亦升，痰

---

① 疳痨：病证名，出自《颅囟经》，属肺疳重证。

火上壅，闭其肺窍。肺窍既闭，诸窍亦闭。且痰火既甚，则肝必燥，故肺窍闭。其症为目上直视，为牙关紧闭，为气息哮喘，为昏闷不醒。肝燥则生风，风动故筋急，为四肢拘挛抽搐、掣颤反引等象。当其时，只可以手扶之，切不可用力紧抱，伤其筋络，致成废疾。初起，以通关散吹入鼻中，得嚏则醒。轻者以清火降痰汤，重则以抱龙丸，或清膈煎加菖蒲、竹茹等，无不愈者。醒后以清热养血汤调之，以免复发。世有庸医及愚夫伧妇①，一遇小儿见此症者，不问其为痰火闭，木侮土，概以内外定惊丸投之，贻误者十有七八。试思痰火闭，其病为实，木侮土，其病为虚。虚实不同，医治亦异，概以一丸，何以奏效？此生杀在反掌之间，不独为投此丸者恨之，而小儿之受误难堪，尤为赤子怜之也。愿世医按症投方，勿为儿戏，则幸甚。

木侮土症

木侮土一症，近世最多。其症势较痰火闭稍异，其愈较痰火闭稍难。其药方与之比较，则大相天渊，即世俗所谓慢惊风者是也。其症起于受暑受寒，或伤食伤乳，均能作吐作泻，甚至吐泻交加，久则脾土亏虚，故肝木乘而侮之，其泻渐见青色，面部痿白带青。此肝木之乘脾土，而内风动也。其四肢必微搐无力，与痰火闭之抽搐不同。彼则急为抽搐，清醒时即止；此则微搐无力，且匀而不止。

① 伧（cāng 仓）妇：古代讥指粗俗、鄙贱的妇人。

其目上视，牙闭气哽，鼻歪口㖞，头偏颈侧，皆与彼同。唯神气恹恹不振，与之相反。此中气脱乏，谓之慢脾，宜补其脾，回其阳，则土振而木静矣。此症不补脾平肝即死，总因脾土亏虚所致。小儿脾土亏者极多，故平时宜长以补脾之剂调之，免成此症。尤宜保于平日，勿过伤饮食，勿感受暑寒，以免临时补之难及。其有脾土本亏者，稍因饮食失调，或偶受寒暑，即时作热，以致吐泻交作，三五日即成此症。更有脾土太亏，甚至一昼夜亦成此症者。如初起宜异功散；吐则加藿香、煨姜；若病已数日，泻见青色，加木香或肉桂；若手足皆冷、脉息微细、唇舌痿白，此将脱之症，急用附子理中汤，以温其中、回其阳，此十中尚可救其三四。诸脏之病，皆可稍缓，唯脾经一症，其变甚速，一至于脱，则万无一生，治者切勿缓视。

以上小儿症辨，皆予所搜括而成也。窃思儿体未充，受病必易，且世之贻误者亦多。予涉猎方书，稍解儿科，今因周君惺斋，以脉镜付梓，属①予编次。遂不禁保赤之心，矢中莫遏，不揣蠡见，为附数篇。此殆周君画蛇，予为之添其足也夫，凤鸁自跋。

---

① 属：同"嘱"。范仲淹《岳阳楼记》："属予作文以记之。"

校注后记

《古今医统》指出："脉为医之关键"。脉诊是中医学最具特色的诊法之一，其发展历史源远流长。但遗憾的是，许多脉学著作还不为后世熟知，其学术价值尚未被挖掘，《脉镜须知》即属此类。

一、作者生平及成书年代

梅江村，清代安徽歙县人，生卒年代不详。据该书光绪二年（1876）刘凤翥序记载：《脉镜须知》为贵池周明亮觅得，经刘凤翥编次后刊行。许多医籍辞典因此认为《脉镜须知》成书于光绪二年。而原序记述"庚戌之夏，幸得徽歙梅江村先生手著秘传脉象二十有八"。庚戌之年为道光三十年，即 1850 年，说明该书于 1850 年之前已然成书，因此有关《脉镜须知》成书于光绪二年的说法当为讹误。据此推测梅江村约生活于清代道光、咸丰等年间。

二、版本流传考证

据各类医籍工具书以及该书出版地、作者籍贯地等文献记载，《脉镜须知》的版本主要有：光绪二年丙子（1876）铅印本，光绪八年壬午（1882）铅印本。光绪二年版本由南京中医药大学和中国中医科学院图书馆收藏。南中医《脉镜须知》藏本牌记标识为"光绪壬午孟夏月用聚珍铭板印于皖垣"，因此该本子应为清光绪八年铅印本。

而中国中医科学院收藏的《脉镜须知》没有牌记，不具有明确的出版日期标识，推测医籍工具书依据序中记载的"光绪二年丙子"认定为光绪二年版本。该本子除了没有牌记，其他在版式、行款、纸张、装式方面与南京中医药大学的本子并无二异。清光绪八年铅印本分别由国家图书馆、中国科学院图书馆、上海中医药大学图书馆、南京图书馆、苏州大学图书馆、广州中医药大学图书馆六家单位收藏。其牌记、版式、行款、纸张、装式方面与南京中医药大学和中国中医科学院图书馆的本子完全相同，只有个别字体的差别，如上卷第五页第一行第四字"脉"墨色深浅不同；该页第二行倒数第二字"为"有的字迹不完整；下卷第十一页第二行倒数第五字"姑"有的字形偏右，有的虽字正，但有剪贴刀痕。另外王瑞祥主编《中国古医籍书目提要》、1991年版《全国中医图书联合目录》提及《脉镜须知》清光绪二年安徽贵池周氏校刊本，目前调研未见该本子，推测可能依据正文"安徽贵池周明亮惺斋氏校刊"著录为校刊本。综合版本考证结果：目前各馆收藏的《脉镜须知》为同一版本，均为清光绪八年铅印本。

三、学术特色及价值

《脉镜须知》汇编了二十八脉形象，析其奥，阐其微，启示医者通过脉象定病位，辨病机，测预后，临证时"脉症相参"。论述简明精要，颇切实用，文字浅近，便于记诵。正如《脉镜须知·原序》所述"各脉之呈象主症，始极精确，无一字邻于影忽，无一意失于挂漏，剖晰入微，使学者便于习诵，如振衣挈领，而全衣悉在握中，辞简意明，真诊家正的也"。《脉镜须知·序》亦记载"展读既竟，自觉二十八脉了如指掌，斯真不负签所题《脉镜》二字矣"。

1. 改定寸口分候脏腑

王叔和著《脉经》推广《难经》独取寸口诊脉方法，确定寸关尺六部脉脏腑配位，将小肠与心配于左寸，大肠与肺配位于右寸，三焦与肾配位于右尺。唐代孙思邈《千金方·二十八卷·平脉》与宋代崔嘉彦《崔氏脉诀》则对此持有不同，主张依《难经》之说。元代滑伯仁《诊家枢要》却以心包络与三焦配右尺，李东垣亦持此说。明代李时珍《濒湖脉学》主张又与《脉经》相同。《脉镜须知》则提出"三焦分列于左右手寸关尺之间，两寸为上焦，两关为中焦，两尺为下焦"，不同于《脉经》之"三焦配位于右尺"的说法，对王叔和寸口脏腑分候中的混乱现象进行了修正。

2. 详述脉形，辨别相似脉

《脉镜须知》对二十八脉形象特征论述独到，便于初学者区分诵记。如对芤脉的描述极为形象生动："芤，如浮候有脉，至中候忽无，再至沉候有脉，是浮沉二候皆有，惟中候独无，名曰芤脉。"又如相似脉的辨别十分精准："代者，非结非促，脉来几至之数则去，脉去几至之数而又来。歇而又起，起而又歇，停歇几许时，起来又几许时，如是为长度，有相代之义焉，名为代脉。与促脉结脉不同，促结只歇一至即来，代脉停歇多时始到，且来几时，去亦几时，相代不爽，此代脉与结、促二脉相别也。"
"虚、濡之类，皆在浮候无力，岂非相似？彼虚则阔大，濡则细小，自可分别。如细、微之类，同为渺茫。须知细有蛛丝之细，固可确见；微则不拘细大，渺然难寻。"

3. 定病位，辨病机，测预后

该书启示医者通过脉象来定病位、揣测病机、推断预后，不能言脉不言病，不然则失去了实际意义。如以浮沉迟数来测定病变部位："浮脉属阳，主表……兼浮而有力为洪，浮而无力为芤，浮而长大为实。沉脉属阴，主里……迟脉属阴，主脏……数脉属阳，主腑。"以脉象揣测病机："浮而缓者则伤风，沉而缓者则寒湿，缓而涩者薄于脾，缓而弱者虚于气。左寸涩缓，血必虚于少阴。右寸浮缓，风邪入于五内。左关浮缓为肝风，右关沉缓为脾湿。左尺缓而涩，则精宫耗损。右尺缓而细，则真阳衰痿。"

《脉镜须知》中推断预后的脉法，包括辨传变、辨病愈、辨生死等，这类反应各种不同转归的脉法，验之临床，颇有实用价值。如"故近世伤寒，无论表里皆得数脉，直至一解，始得四至平脉。至于平脉或有咳嗽虽久，脉仍四至，则阴未伤，未成劳瘵。倘咳嗽未久，脉来五六至，或细数，是已成劳瘵，阴已伤而将登鬼篆矣"。"肝风如六脉皆弦极，毫无别象，则为纯弦，为木克土，其病已深，又为死脉。六脉带弦，不至弦极，则非死脉"。

4. 强调"脉证（症）相参"

东汉张仲景是脉证并举的典范，所著《伤寒杂病论》虽非脉学专著，但强调以脉证紧密结合进行辨证论治。《脉镜须知》尤为推崇脉证（症）相参："善诊者不拘于脉，苟拘于脉，必至混淆外症。外症混淆，何能施治奏功？故曰脉症相参，又曰能合色，始可万全……盖一脉主几症，不察外症则不知为何病；且一人兼几症，将何以治之？"提示行医者临证重在"脉症相参"，切不可胶柱鼓瑟。尤其是初学者，更应结合临床细心体会，使之更好地指导实践。

5. 辨伪正谬

《脉镜须知》注重对脉诊中纰缪讹误之处进行辩驳质疑，特别是对孕脉和小儿脉的诊断进行了考证和驳难。如"孕妇之脉，彼《内经》之所载，与诸书之所陈，各有拟象。予亦深为详辨，莫定去从，未敢偏信，姑为阙疑……独有滑伯仁所云：凡诊妇人之脉，来或五至，而无热病，则当问其月水如何。如不月则有孕，或月水仍来，脉为五至，则为有病而无孕。予所察孕妇之脉，惟依滑伯仁之论，历均有验"。其对孕脉的诊断并非人云亦云，而是详加考论，实事求是。又如对神门脉辨伪去妄："心经有神门穴，误认心经为神门脉。殊不知心属上焦，应于左寸，岂有候心经尺中乎？则神门脉，既应于尺中，为肾命二经所主，决无疑矣！"以此启示习医者认真汲取脉学精华，扬弃纰缪之处，推动脉学进一步发展。

总书目

I

本　　草

	识病捷法
药征	药征续编
药鉴	药性提要
药镜	药性纂要
本草汇	药品化义
本草便	药理近考
法古录	炮炙全书
食品集	食物本草
上医本草	见心斋药录
山居本草	分类草药性
长沙药解	本经序疏要
本经经释	本经续疏证
本经疏证	本草经解要
本草分经	分部本草妙用
本草正义	本草二十四品
本草汇笺	本草经疏辑要
本草汇纂	本草乘雅半偈
本草发明	生草药性备要
本草发挥	芷园臆草题药
本草约言	明刻食鉴本草
本草求原	类经证治本草
本草明览	神农本草经赞
本草详节	艺林汇考饮食篇
本草洞诠	本草纲目易知录
本草真诠	汤液本草经雅正
本草通玄	神农本草经会通
本草集要	神农本草经校注
本草辑要	分类主治药性主治
本草纂要	新刊药性要略大全

鼎刻京板太医院校正分类青囊药性赋

方 书

医便

卫生编

袖珍方

内外验方

仁术便览

古方汇精

圣济总录

众妙仙方

李氏医鉴

医方丛话

医方约说

医方便览

乾坤生意

悬袖便方

救急易方

程氏释方

集古良方

摄生总论

辨症良方

卫生家宝方

寿世简便集

医方大成论

医方考绳愆

鸡峰普济方

饲鹤亭集方

临证经验方

思济堂方书

济世碎金方

揣摩有得集

疁斋急应奇方

乾坤生意秘韫

简易普济良方

名方类证医书大全

南北经验医方大成

新刊京本活人心法

临证综合

医级

医悟

丹台玉案

玉机辨症

古今医诗

本草权度

弄丸心法

医林绳墨

医学碎金

医学粹精

医宗备要

医宗宝镜

医宗撮精

医经小学

医垒元戎

医家四要

证治要义

松厓医径

济众新编

扁鹊心书